AF233784

OBSERVATION

IMPRIMERIE PAUL BOUSREZ
10 AOUT 95
Rue de Lucé, TOURS

DE

NÉCROSE CONSIDÉRABLE DE LA CLOISON

ET DU CORNET INFÉRIEUR GAUCHE

PAR

LE Dr JOUSLAIN

TOURS

IMPRIMERIE PAUL BOUSREZ

—

1895

OBSERVATION

DE

NÉCROSE CONSIDÉRABLE DE LA CLOISON

ET DU CORNET INFÉRIEUR GAUCHE

OBSERVATION

DE

NÉCROSE CONSIDÉRABLE DE LA CLOISON

ET DU CORNET INFÉRIEUR GAUCHE

PAR

LE Dr JOUSLAIN

TOURS

IMPRIMERIE PAUL BOUSREZ

—

1895

OBSERVATION

DE

NÉCROSE CONSIDÉRABLE DE LA CLOISON

ET DU CORNET INFÉRIEUR GAUCHE (1)

M..., concierge à la mairie du IXe arrondissement, est âgé de quarante-deux ans. Il a été longtemps au service, dix-huit ans environ, et il était, en dernier lieu, adjudant et moniteur général de gymnastique à Joinville-le-Pont.

Depuis plus d'un an, il mouchait sale, et la mauvaise odeur de son nez était manifeste. Ce n'est qu'en novembre 1894 qu'il s'est décidé à consulter un spécialiste, parce qu'il ne pouvait plus respirer par le nez et mouchait du pus.

Lorsque je l'examinai, l'odeur était infecte; la lèvre supérieure était très irritée par les sécrétions qui coulaient de la narine gauche. Je lui fis un lavage et j'aperçus, surtout à gauche, des parties malades, des nécroses, siégeant sur la cloison et sur la paroi externe de la fosse nasale : les surfaces donnaient au stylet la sensation spéciale de rugosités osseuses à nu.

Sachant que le malade a eu la syphilis, je prescris

1) Communication à la Société parisienne de laryngologie, 5 avril 1895.

l'iodure de potassium à la dose de trois à six grammes par jour et des irrigations antiseptiques. Il y a amélioration. J'ai occasion de le revoir deux fois dans le cours du mois. Les parties malades ont l'air de se déterger et les nécroses de se limiter.

Le 13 décembre, il m'arriva très ému, respirant à peine par le nez. A première vue, on aperçoit que la narine gauche est obstruée, et qu'avec une sécrétion purulente infecte, il y a un séquestre à l'entrée de cette narine.

Après lavage, je dilate la narine avec le spéculum et je reconnais que le séquestre en question est volumineux et long. Je le retire avec précaution et je réussis à avoir presque dans son entier le cornet inférieur gauche, reproduit par la figure.

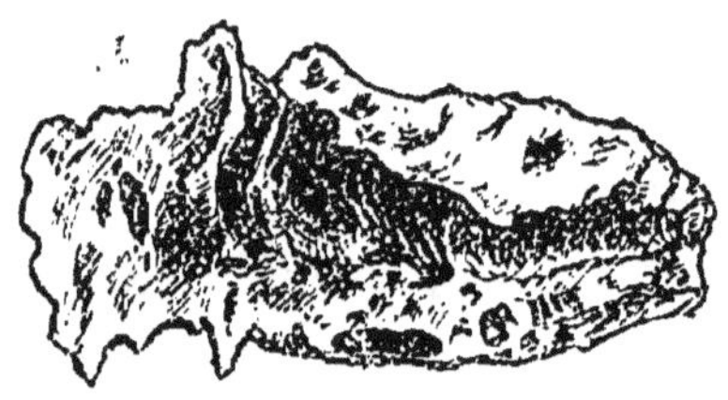

Dans le cours de janvier, ce malade revient me voir. Je retire un nouveau séquestre très volumineux formé aux dépens de la cloison. Toute la partie moyenne et postérieure s'était creusée en forme d'un triangle isocèle à base postérieure, pour laisser partir un séquestre de quatre centimètres de longueur sur deux et demi de hauteur. Ce séquestre a été égaré et je regrette de ne pouvoir vous le montrer.

Enfin, tout allait bien ; les lavages antiseptiques, joints au traitement spécifique, permettaient aux lésions de guérir peu à peu, lorsque, il y a huit jours, une femme vint me consulter pour son enfant. Elle se dit la belle-sœur du pauvre concierge et m'apprend qu'il est mort depuis une semaine, après avoir souffert horriblement de la tête. On l'a traité, dit-elle, pour une congestion cérébrale.

Je serais plutôt disposé à penser qu'une nouvelle gomme syphilitique se sera formée dans une région plus dangereuse que la première, et que des accidents encéphaliques aigus auront emporté ce malheureux malade.

TOURS. — IMPRIMERIE PAUL BOUSREZ.

243

TOURS, IMPRIMERIE PAUL BOUSREZ